CW00549139

RECETAS DE LA COCINA INDIA 2021

RECETAS INDIAS SABROSAS PARA PRINCIPIANTES

CARMEN ALONSO

Tabla de contenido

Pollo sin aceite 11

    Ingredientes 11

    Método 11

Curry de Kozi Varatha 12

    Ingredientes 12

    Método 13

Estofado de pollo 14

    Ingredientes 14

    Método 15

Himani de pollo 16

    Ingredientes 16

    Para el adobo: 16

    Método 17

Pollo blanco 18

    Ingredientes 18

    Método 19

Pollo en Masala Roja 20

    Ingredientes 20

    Método 21

Pollo Jhalfrezie 22

    Ingredientes 22

    Método 23

Pollo al curry simple 24

Ingredientes 24

Método 25

Pollo al curry agrio 26

Ingredientes 26

Método 27

Pollo Seco Anjeer 28

Ingredientes 28

Para el adobo: 28

Método 29

Yogur de pollo 30

Ingredientes 30

Método 31

Pollo Frito Picante 32

Ingredientes 32

Método 33

Pollo Supremo 34

Ingredientes 34

Método 35

Pollo Vindaloo 36

Ingredientes 36

Método 37

Pollo Caramelizado 38

Ingredientes 38

Método 39

Pollo de nueces 40

Ingredientes 40

Método 41

Pollo Rápido...42

    Ingredientes..42

    Método...43

Pollo al Curry Coorgi 44

    Ingredientes..44

    Método...45

Pollo a la sartén 46

    Ingredientes..46

    Método...47

Pollo con espinacas..48

    Ingredientes..48

    Método...49

Pollo Indienne 50

    Ingredientes..50

    Para la mezcla de especias: 50

    Método...51

Kori Gassi 52

    Ingredientes..52

    Método...53

Pollo Ghezado...54

    Ingredientes..54

    Método...54

Pollo en salsa de tomate 55

    Ingredientes..55

    Método...56

Shahenshah Murgh...57

    Ingredientes..57

Método 58

Pollo do Pyaaza 59

Ingredientes 59

Método 60

Pollo bengalí 61

Ingredientes 61

Método 61

Lasooni Murgh 62

Ingredientes 62

Método 63

Pollo Cafreal 64

Ingredientes 64

Para el adobo: 64

Método 65

Pollo con Albaricoques 66

Ingredientes 66

Método 67

Pollo a la parrilla 68

Ingredientes 68

Método 69

Pimiento asado de pato 70

Ingredientes 70

Método 71

Pollo Bhuna 72

Ingredientes 72

Método 73

Pollo al Curry con Huevos 74

Ingredientes..74

Método..75

Pollo Frito con Especias...76

Ingredientes..76

Para el adobo:..76

Método..77

Goan Kombdi...78

Ingredientes..78

Método..79

Pollo al curry del sur...80

Ingredientes..80

Método..81

Pollo Nizami...82

Ingredientes..82

Para la mezcla de especias: 82

Método..83

Pato buffad...84

Ingredientes..84

Método..85

Adraki Murgh..86

Ingredientes..86

Método..86

Bharva Murgh...87

Ingredientes..87

Método..88

Malaidar Murgh..89

Ingredientes..89

Método 90

Pollo al curry de Bombay 91

Ingredientes 91

Método 92

Pollo Durbari 93

Ingredientes 93

Método 94

Pato frito 95

Ingredientes 95

Método 95

Pollo con ajo y cilantro 96

Ingredientes 96

Método 97

Pato masala 98

Ingredientes 98

Método 99

Pollo Mostaza 100

Ingredientes 100

Método 101

Murgh Lassanwallah 102

Ingredientes 102

Método 103

Chettinad de pollo a la pimienta 104

Ingredientes 104

Método 105

Pollo Picado con Huevos 106

Ingredientes 106

Método 107

Pollo seco 108

Ingredientes 108

Para el adobo: 108

Método 109

Pollo sin aceite

Para 4 personas

Ingredientes

400 g de yogur

1 cucharadita de chile en polvo

1 cucharadita de pasta de jengibre

1 cucharadita de pasta de ajo

2 chiles verdes finamente picados

50g / 1¾oz de hojas de cilantro molidas

1 cucharadita de garam masala

Sal al gusto

750 g / 1 lb 10 oz de pollo deshuesado, picado en 8 trozos

Método

- Mezcle todos los ingredientes, excepto el pollo. Marina el pollo con esta mezcla durante la noche.

- Cocina el pollo marinado en una cacerola a fuego medio durante 40 minutos, revolviendo con frecuencia. Servir caliente.

Curry de Kozi Varatha

(Pollo al curry Kairali de Kerala)

Para 4 personas

Ingredientes

60ml / 2fl oz de aceite vegetal refinado

7,5 cm de jengibre de raíz, finamente picado

15 dientes de ajo finamente picados

8 chalotas, en rodajas

3 chiles verdes, cortados a lo largo

1 kg / 2¼lb de pollo, picado en 12 trozos

¾ cucharadita de cúrcuma

Sal al gusto

2 cucharadas de cilantro molido

1 cucharada de garam masala

½ cucharadita de semillas de comino

750ml / 1¼ pintas de leche de coco

5-6 hojas de curry

Método

- Calentar el aceite en una cacerola. Agrega el jengibre y el ajo. Freír a fuego medio durante 30 segundos.

- Agrega las chalotas y los chiles verdes. Sofreír durante un minuto.

- Agregue el pollo, la cúrcuma, la sal, el cilantro molido, el garam masala y las semillas de comino. Mezclar bien. Cubra con una tapa y cocine a fuego lento durante 20 minutos. Agrega la leche de coco. Cocine a fuego lento durante 20 minutos.

- Adorne con las hojas de curry y sirva caliente.

Estofado de pollo

Para 4 personas

Ingredientes

1 cucharada de aceite vegetal refinado

2 dientes

2,5 cm / 1 pulgada de canela

6 granos de pimienta negra

3 hojas de laurel

2 cebollas grandes, picadas en 8 trozos

1 cucharadita de pasta de jengibre

1 cucharadita de pasta de ajo

8 muslos de pollo

200 g / 7 oz de verduras mixtas congeladas

250ml / 8fl oz de agua

Sal al gusto

2 cucharaditas de harina blanca normal, disuelta en 360 ml / 12 fl oz de leche

Método

- Calentar el aceite en una cacerola. Agrega los clavos, la canela, los granos de pimienta y las hojas de laurel. Déjalos chisporrotear durante 30 segundos.

- Agrega las cebollas, la pasta de jengibre y la pasta de ajo. Freír durante 2 minutos.

- Agrega los ingredientes restantes, excepto la mezcla de harina. Cubra con una tapa y cocine a fuego lento durante 30 minutos. Agrega la mezcla de harina. Mezclar bien.

- Cocine a fuego lento durante 10 minutos, revolviendo con frecuencia. Servir caliente.

Himani de pollo

(Pollo al Cardamomo)

Para 4 personas

Ingredientes

1 kg / 2¼ lb de pollo, picado en 10 trozos

3 cucharadas de aceite vegetal refinado

¼ de cucharadita de cardamomo verde molido

Sal al gusto

Para el adobo:

1 cucharadita de pasta de jengibre

1 cucharadita de pasta de ajo

200 g / 7 oz de yogur

2 cucharadas de hojas de menta, molidas

Método

- Mezcle todos los ingredientes de la marinada. Marine el pollo con esta mezcla durante 4 horas.

- Calentar el aceite en una cacerola. Agrega el pollo marinado y sofríe a fuego lento durante 10 minutos. Agrega el cardamomo y la sal. Mezcle bien y cocine durante 30 minutos, revolviendo con frecuencia. Servir caliente.

Pollo blanco

Para 4 personas

Ingredientes

750 g / 1 lb 10 oz de pollo deshuesado, picado

1 cucharadita de pasta de jengibre

1 cucharadita de pasta de ajo

1 cucharada de ghee

2 dientes

2,5 cm / 1 pulgada de canela

8 granos de pimienta negra

2 hojas de laurel

Sal al gusto

250ml / 8fl oz de agua

30 g / 1 oz de anacardos, molidos

10-12 almendras molidas

1 cucharada de nata

Método

- Marine el pollo con la pasta de jengibre y la pasta de ajo durante 30 minutos.

- Calentar el ghee en una cacerola. Agrega los clavos, la canela, los granos de pimienta, las hojas de laurel y la sal. Déjelos chisporrotear durante 15 segundos.

- Agrega el pollo marinado y el agua. Cocine a fuego lento durante 30 minutos. Agrega los anacardos, las almendras y la nata. Cocine por 5 minutos y sirva caliente.

Pollo en Masala Roja

Para 4 personas

Ingredientes

3 cucharadas de aceite vegetal refinado

2 cebollas grandes, finamente rebanadas

1 cucharada de semillas de amapola

5 chiles rojos secos

50g / 1¾oz de coco fresco rallado

2,5 cm / 1 pulgada de canela

2 cucharaditas de pasta de tamarindo

6 dientes de ajo

500 g / 1 lb 2 oz de pollo, picado

2 tomates, finamente rebanados

1 cucharada de cilantro molido

1 cucharadita de comino molido

500ml / 16fl oz de agua

Sal al gusto

Método

- Calentar el aceite en una cacerola. Freír las cebollas a fuego medio hasta que se doren. Agrega las semillas de amapola, los chiles, el coco y la canela. Freír durante 3 minutos.

- Agrega la pasta de tamarindo y el ajo. Mezclar bien y triturar hasta obtener una pasta.

- Mezcle esta pasta con todos los ingredientes restantes. Cuece la mezcla en una cacerola a fuego lento durante 40 minutos. Servir caliente.

Pollo Jhalfrezie

(Pollo en salsa espesa de tomate)

Para 4 personas

Ingredientes

3 cucharadas de aceite vegetal refinado

3 cebollas grandes, finamente picadas

Jengibre de raíz de 2,5 cm / 1 pulgada, finamente rebanado

1 cucharadita de pasta de ajo

1 kg / 2¼ lb de pollo, picado en 8 trozos

½ cucharadita de cúrcuma

3 cucharaditas de cilantro molido

1 cucharadita de comino molido

4 tomates, escaldados y en puré

Sal al gusto

Método

- Calentar el aceite en una cacerola. Agrega la cebolla, el jengibre y la pasta de ajo. Freír a fuego medio hasta que las cebollas estén doradas.

- Agrega el pollo, la cúrcuma, el cilantro molido y el comino molido. Freír durante 5 minutos.

- Agrega el puré de tomate y la sal. Mezclar bien y cocinar a fuego lento durante 40 minutos, revolviendo de vez en cuando. Servir caliente.

Pollo al curry simple

Para 4 personas

Ingredientes

2 cucharadas de aceite vegetal refinado

2 cebollas grandes, en rodajas

½ cucharadita de cúrcuma

1 cucharadita de pasta de jengibre

1 cucharadita de pasta de ajo

6 chiles verdes, en rodajas

750 g / 1 lb 10 oz de pollo, picado en 8 trozos

125 g / 4½ oz de yogur

125 g / 4½ oz de khoya*

Sal al gusto

50g / 1¾oz de hojas de cilantro, finamente picadas

Método

- Calentar el aceite en una cacerola. Agrega las cebollas. Freír hasta que se vuelvan translúcidos.

- Agrega la cúrcuma, la pasta de jengibre, la pasta de ajo y los chiles verdes. Freír a fuego medio durante 2 minutos. Agrega el pollo y sofríe durante 5 minutos.

- Agrega el yogur, el khoya y la sal. Mezclar bien. Cubra con una tapa y cocine a fuego lento durante 30 minutos, revolviendo ocasionalmente.

- Adorna con las hojas de cilantro. Servir caliente.

Pollo al curry agrio

Para 4 personas

Ingredientes

1 kg / 2¼ lb de pollo, picado en 8 trozos

Sal al gusto

½ cucharadita de cúrcuma

4 cucharadas de aceite vegetal refinado

3 cebollas finamente picadas

8 hojas de curry

3 tomates, finamente picados

1 cucharadita de pasta de jengibre

1 cucharadita de pasta de ajo

1 cucharada de cilantro molido

1 cucharadita de garam masala

1 cucharada de pasta de tamarindo

½ cucharada de pimienta negra molida

250ml / 8fl oz de agua

Método

- Marina los trozos de pollo con la sal y la cúrcuma durante 30 minutos.

- Calentar el aceite en una cacerola. Agrega las cebollas y las hojas de curry. Freír a fuego lento hasta que las cebollas estén transparentes.

- Agrega todos los ingredientes restantes y el pollo adobado. Mezcle bien, cubra con una tapa y cocine a fuego lento durante 40 minutos. Servir caliente.

Pollo Seco Anjeer

(Pollo Seco con Higos)

Para 4 personas

Ingredientes

750 g / 1 lb 10 oz de pollo, picado en 12 trozos

4 cucharadas de ghee

2 cebollas grandes, finamente picadas

250ml / 8fl oz de agua

Sal al gusto

Para el adobo:

10 higos secos, remojados durante 1 hora

1 cucharadita de pasta de jengibre

1 cucharadita de pasta de ajo

200 g / 7 oz de yogur

1½ cucharadita de garam masala

2 cucharadas de nata

Método

- Mezcle todos los ingredientes de la marinada. Marine el pollo con esta mezcla durante una hora.

- Calentar el ghee en una cacerola. Freír las cebollas a fuego medio hasta que se doren.

- Agrega el pollo adobado, el agua y la sal. Mezcle bien, cubra con una tapa y cocine a fuego lento durante 40 minutos. Servir caliente.

Yogur de pollo

Para 4 personas

Ingredientes

30 g / 1 oz de hojas de menta, finamente picadas

30 g / 1 oz de hojas de cilantro, picadas

2 cucharaditas de pasta de jengibre

2 cucharaditas de pasta de ajo

400 g de yogur

200 g / 7 oz de puré de tomate

Jugo de 1 limón

1 kg / 2¼lb de pollo, picado en 12 trozos

2 cucharadas de aceite vegetal refinado

4 cebollas grandes, finamente picadas

Sal al gusto

Método

- Muela las hojas de menta y las hojas de cilantro hasta obtener una pasta fina. Mezclar esto con la pasta de jengibre, la pasta de ajo, el yogur, el puré de tomate y el jugo de limón. Marina el pollo con esta mezcla durante 3 horas.

- Calentar el aceite en una cacerola. Freír las cebollas a fuego medio hasta que se doren.

- Agrega el pollo marinado. Cubra con una tapa y cocine a fuego lento durante 40 minutos, revolviendo ocasionalmente. Servir caliente.

Pollo Frito Picante

Para 4 personas

Ingredientes

1 cucharadita de pasta de jengibre

2 cucharaditas de pasta de ajo

2 chiles verdes finamente picados

1 cucharadita de chile en polvo

1 cucharadita de garam masala

2 cucharaditas de jugo de limón

½ cucharadita de cúrcuma

Sal al gusto

1 kg / 2¼ lb de pollo, picado en 8 trozos

Aceite vegetal refinado para freír

Pan rallado, para cubrir

Método

- Mezcle la pasta de jengibre, la pasta de ajo, los chiles verdes, el chile en polvo, el garam masala, el jugo de limón, la cúrcuma y la sal. Marina el pollo con esta mezcla durante 3 horas.

- Calentar el aceite en una sartén. Cubra cada trozo de pollo marinado con el pan rallado y fríalo a fuego medio hasta que se doren.

- Escurrir sobre papel absorbente y servir caliente.

Pollo Supremo

Para 4 personas

Ingredientes

1 cucharadita de pasta de jengibre

1 cucharadita de pasta de ajo

1 kg / 2¼ lb de pollo, picado en 8 trozos

200 g / 7 oz de yogur

Sal al gusto

250ml / 8fl oz de agua

2 cucharadas de aceite vegetal refinado

2 cebollas grandes, en rodajas

4 chiles rojos

5 cm / 2 pulgadas de canela

2 vainas de cardamomo negro

4 dientes

1 cucharada de chana dhal*, asado seco

Método

- Mezcle la pasta de jengibre y la pasta de ajo. Marina el pollo con esta mezcla durante 30 minutos. Agrega el yogur, la sal y el agua. Dejar de lado.

- Calentar el aceite en una cacerola. Agrega las cebollas, los chiles, la canela, el cardamomo, el clavo y el chana dhal. Freír durante 3-4 minutos a fuego lento.

- Triturar hasta obtener una pasta y agregar a la mezcla de pollo. Mezclar bien.

- Cocine a fuego lento durante 30 minutos. Servir caliente.

Pollo Vindaloo

(Pollo al curry picante al estilo de Goa)

Para 4 personas

Ingredientes

60ml / 2fl oz de vinagre de malta

1 cucharada de semillas de comino

1 cucharadita de granos de pimienta

6 chiles rojos

1 cucharadita de cúrcuma

Sal al gusto

4 cucharadas de aceite vegetal refinado

3 cebollas grandes, finamente picadas

1 kg / 2¼ lb de pollo, picado en 8 trozos

Método

- Muela el vinagre con las semillas de comino, los granos de pimienta, los chiles, la cúrcuma y la sal hasta obtener una pasta suave. Dejar de lado.

- Calentar el aceite en una cacerola. Agregue las cebollas y fríalas hasta que estén transparentes. Agrega la pasta de semillas de vinagre y comino. Mezclar bien y freír durante 4-5 minutos.

- Agrega el pollo y cocina a fuego lento durante 30 minutos. Servir caliente.

Pollo Caramelizado

Para 4 personas

Ingredientes

200 g / 7 oz de yogur

1 cucharadita de pasta de jengibre

1 cucharadita de pasta de ajo

2 cucharadas de cilantro molido

1 cucharadita de comino molido

1½ cucharadita de garam masala

Sal al gusto

1 kg / 2¼ lb de pollo, picado en 8 trozos

3 cucharadas de aceite vegetal refinado

2 cucharaditas de azúcar

3 dientes

2,5 cm / 1 pulgada de canela

6 granos de pimienta negra

Método

- Mezcle el yogur, la pasta de jengibre, la pasta de ajo, el cilantro molido, el comino molido, el garam masala y la sal. Marina el pollo con esta mezcla durante la noche.

- Calentar el aceite en una cacerola. Agrega el azúcar, el clavo, la canela y los granos de pimienta. Freír por un minuto. Agrega el pollo marinado y cocina a fuego lento durante 40 minutos. Servir caliente.

Pollo de nueces

Para 4 personas

Ingredientes

1 kg / 2¼lb de pollo, picado en 12 trozos

Sal al gusto

1 cucharadita de pasta de jengibre

1 cucharadita de pasta de ajo

4 cucharadas de aceite vegetal refinado

4 cebollas grandes, en rodajas

15 anacardos, molidos hasta formar una pasta

6 chiles rojos, remojados durante 15 minutos

2 cucharaditas de comino molido

60ml / 2fl oz de salsa de tomate

500ml / 16fl oz de agua

Método

- Marina el pollo con la sal y las pastas de jengibre y ajo durante 1 hora.

- Calentar el aceite en una cacerola. Freír las cebollas a fuego medio hasta que se doren.

- Agrega los anacardos, las guindillas, el comino y la salsa de tomate. Cocine por 5 minutos.

- Agrega el pollo y el agua. Cocine a fuego lento durante 40 minutos y sirva caliente.

Pollo Rápido

Para 4 personas

Ingredientes

4 cucharadas de aceite vegetal refinado

6 chiles rojos

6 granos de pimienta negra

1 cucharadita de semillas de cilantro

1 cucharadita de semillas de comino

2,5 cm / 1 pulgada de canela

4 dientes

1 cucharadita de cúrcuma

8 dientes de ajo

1 cucharadita de pasta de tamarindo

4 cebollas medianas, finamente rebanadas

2 tomates grandes, finamente picados

1 kg / 2¼lb de pollo, picado en 12 trozos

250ml / 8fl oz de agua

Sal al gusto

Método

- Calentar media cucharada de aceite en una cacerola. Agregue los chiles rojos, los granos de pimienta, las semillas de cilantro, las semillas de comino, la canela y el clavo. Fríelos a fuego medio durante 2-3 minutos.

- Agrega la pasta de cúrcuma, ajo y tamarindo. Muele la mezcla hasta obtener una pasta suave. Dejar de lado.

- Calentar el aceite restante en una cacerola. Agrega las cebollas y sofríelas a fuego medio hasta que se doren. Agrega los tomates y sofríe durante 3-4 minutos.

- Agregue el pollo y saltee durante 4-5 minutos.

- Agrega el agua y la sal. Mezclar bien y cubrir con una tapa. Cocine a fuego lento durante 40 minutos, revolviendo ocasionalmente.

- Servir caliente.

Pollo al Curry Coorgi

Para 4 personas

Ingredientes

1 kg / 2¼lb de pollo, picado en 12 trozos

Sal al gusto

1 cucharadita de cúrcuma

50g / 1¾oz de coco rallado

3 cucharadas de aceite vegetal refinado

1 cucharadita de pasta de ajo

2 cebollas grandes, finamente rebanadas

1 cucharadita de comino molido

1 cucharadita de cilantro molido

360ml / 12fl oz de agua

Método

- Marine el pollo con la sal y la cúrcuma durante una hora. Dejar de lado.

- Muela el coco con suficiente agua para formar una pasta suave.

- Calentar el aceite en una cacerola. Agrega la pasta de coco con la pasta de ajo, la cebolla, el comino molido y el cilantro. Freír a fuego lento durante 4-5 minutos.

- Agrega el pollo marinado. Mezclar bien y freír durante 4-5 minutos. Agregue el agua, cubra con una tapa y cocine a fuego lento durante 40 minutos. Servir caliente.

Pollo a la sartén

Para 4 personas

Ingredientes

4 cucharadas de aceite vegetal refinado

1 cucharadita de pasta de jengibre

1 cucharadita de pasta de ajo

2 cebollas grandes, finamente picadas

1 cucharadita de garam masala

1½ cucharada de anacardos, molidos

1½ cucharada de semillas de melón*, suelo

1 cucharadita de cilantro molido

500 g / 1 lb 2 oz de pollo deshuesado

200 g / 7 oz de puré de tomate

2 cubos de caldo de pollo

250ml / 8fl oz de agua

Sal al gusto

Método

- Calentar el aceite en una cacerola. Agregue la pasta de jengibre, la pasta de ajo, la cebolla y el garam masala. Freír durante 2-3 minutos a fuego lento. Agregue los anacardos, las semillas de melón y el cilantro molido. Freír durante 2 minutos.

- Agrega el pollo y sofríe durante 5 minutos. Agrega el puré de tomate, los dados de caldo, el agua y la sal. Tape y cocine a fuego lento durante 40 minutos. Servir caliente.

Pollo con espinacas

Para 4 personas

Ingredientes

3 cucharadas de aceite vegetal refinado

6 dientes

5 cm / 2 pulgadas de canela

2 hojas de laurel

2 cebollas grandes, finamente picadas

12 dientes de ajo finamente picados

400 g / 14 oz de espinacas, picadas en trozos grandes

200 g / 7 oz de yogur

250ml / 8fl oz de agua

750 g / 1 lb 10 oz de pollo, picado en 8 trozos

Sal al gusto

Método

- Caliente 2 cucharadas de aceite en una cacerola. Agrega los clavos, la canela y las hojas de laurel. Déjelos chisporrotear durante 15 segundos.

- Agrega las cebollas y sofríelas a fuego medio hasta que se tornen traslúcidas.

- Agrega el ajo y las espinacas. Mezclar bien. Cocine por 5-6 minutos. Enfriar y moler con suficiente agua para hacer una pasta suave.

- Calentar el aceite restante en una cacerola. Agrega la pasta de espinacas y sofríe durante 3-4 minutos. Agrega el yogur y el agua. Cocine por 5-6 minutos. Agrega el pollo y la sal. Cocine a fuego lento durante 40 minutos. Servir caliente.

Pollo Indienne

Para 4 personas

Ingredientes

4-5 cucharadas de aceite vegetal refinado

4 cebollas grandes, picadas

1 kg / 2¼ lb de pollo, picado en 10 trozos

Sal al gusto

500ml / 16fl oz de agua

Para la mezcla de especias:

2,5 cm / 1 pulgada de raíz de jengibre

10 dientes de ajo

1 cucharada de garam masala

2 cucharaditas de semillas de hinojo

1½ cucharada de semillas de cilantro

60ml / 2fl oz de agua

Método

- Muele los ingredientes de la mezcla de especias hasta obtener una pasta suave. Dejar de lado.

- Calentar el aceite en una cacerola. Freír las cebollas a fuego medio hasta que se doren.

- Agregue la pasta de mezcla de especias, el pollo y la sal. Freír durante 5-6 minutos. Agrega el agua. Tape y cocine por 40 minutos. Servir caliente.

Kori Gassi

(Pollo de Mangalorean con Curry)

Para 4 personas

Ingredientes

4 cucharadas de aceite vegetal refinado

6 chiles rojos enteros

1 cucharadita de granos de pimienta negra

4 cucharaditas de semillas de cilantro

2 cucharaditas de semillas de comino

150g / 5½ oz de coco fresco rallado

8 dientes de ajo

500ml / 16fl oz de agua

3 cebollas grandes, finamente picadas

1 cucharadita de cúrcuma

1 kg / 2¼ lb de pollo, picado en 8 trozos

2 cucharaditas de pasta de tamarindo

Sal al gusto

Método

- Caliente 1 cucharadita de aceite en una cacerola. Agregue los chiles rojos, los granos de pimienta, las semillas de cilantro y las semillas de comino. Déjelos chisporrotear durante 15 segundos.

- Muele esta mezcla hasta obtener una pasta con el coco, el ajo y la mitad del agua.

- Calentar el aceite restante en una cacerola. Agrega la cebolla, la cúrcuma y la pasta de coco. Freír a fuego medio durante 5-6 minutos.

- Agrega el pollo, la pasta de tamarindo, la sal y el agua restante. Mezclar bien. Cubra con una tapa y cocine a fuego lento durante 40 minutos. Servir caliente.

Pollo Ghezado

(Pollo al estilo de Goa)

Para 4 personas

Ingredientes

3 cucharadas de aceite vegetal refinado

2 cebollas grandes, finamente picadas

1 cucharadita de pasta de jengibre

1 cucharadita de pasta de ajo

2 tomates, finamente picados

1 kg / 2¼ lb de pollo, picado en 8 trozos

1 cucharada de cilantro molido

2 cucharadas de garam masala

Sal al gusto

250ml / 8fl oz de agua

Método

- Calentar el aceite en una cacerola. Agrega las cebollas, la pasta de jengibre y la pasta de ajo. Freír durante 2 minutos. Agrega los tomates y el pollo. Freír durante 5 minutos.

- Agrega todos los ingredientes restantes. Cocine a fuego lento durante 40 minutos y sirva caliente.

Pollo en salsa de tomate

Para 4 personas

Ingredientes

1 cucharada de ghee

Jengibre de raíz de 2,5 cm / 1 pulgada, finamente picado

10 dientes de ajo finamente picados

2 cebollas grandes, finamente picadas

4 chiles rojos

1 cucharadita de garam masala

1 cucharadita de cúrcuma

800 g / 1¾lb de puré de tomate

1 kg / 2¼ lb de pollo, picado en 8 trozos

Sal al gusto

200 g / 7 oz de yogur

Método

- Calentar el ghee en una cacerola. Agregue el jengibre, el ajo, la cebolla, los chiles rojos, el garam masala y la cúrcuma. Freír a fuego medio durante 3 minutos.

- Agrega el puré de tomate y sofríe durante 4 minutos a fuego lento.

- Agrega el pollo, la sal y el yogur. Mezclar bien.

- Tape y cocine a fuego lento durante 40 minutos, revolviendo ocasionalmente. Servir caliente.

Shahenshah Murgh

(Pollo cocido en salsa especial)

Para 4 personas

Ingredientes

250 g de cacahuetes, remojados durante 4 horas

60g / 2oz de pasas

4 chiles verdes, cortados a lo largo

1 cucharada de semillas de comino

4 cucharadas de ghee

1 cucharada de canela molida

3 cebollas grandes, finamente picadas

1 kg / 2¼ lb de pollo, picado en 12 trozos

Sal al gusto

Método

- Escurrir los cacahuetes y molerlos con las pasas, los chiles verdes, las semillas de comino y suficiente agua para formar una pasta suave. Dejar de lado.

- Calentar el ghee en una cacerola. Agrega la canela molida. Deje que chisporrotee durante 30 segundos.

- Agrega las cebollas y la pasta de cacahuate y pasas. Freír durante 2-3 minutos.

- Agrega el pollo y la sal. Mezclar bien. Cocine a fuego lento durante 40 minutos, revolviendo de vez en cuando. Servir caliente.

Pollo do Pyaaza

(Pollo con Cebolla)

Para 4 personas

Ingredientes

4 cucharadas de ghee más extra para freír

4 dientes

½ cucharadita de semillas de hinojo

1 cucharadita de cilantro molido

1 cucharadita de pimienta negra molida

Jengibre de raíz de 2,5 cm / 1 pulgada, finamente picado

8 dientes de ajo finamente picados

4 cebollas grandes, en rodajas

1 kg / 2¼lb de pollo, picado en 12 trozos

½ cucharadita de cúrcuma

4 tomates, finamente picados

Sal al gusto

Método

- Caliente 4 cucharadas de ghee en una cacerola. Agregue los clavos, las semillas de hinojo, el cilantro molido y la pimienta. Déjelos chisporrotear durante 15 segundos.

- Agrega el jengibre, el ajo y la cebolla. Freír a fuego medio durante 1-2 minutos.

- Agrega el pollo, la cúrcuma, los tomates y la sal. Mezclar bien. Cocine a fuego lento durante 30 minutos, revolviendo con frecuencia. Servir caliente.

Pollo bengalí

Para 4 personas

Ingredientes

300 g / 10 oz de yogur

1 cucharadita de pasta de jengibre

1 cucharadita de pasta de ajo

3 cebollas grandes, 1 rallada y 2 finamente picadas

1 cucharadita de cúrcuma

2 cucharaditas de chile en polvo

Sal al gusto

1 kg / 2¼lb de pollo, picado en 12 trozos

4 cucharadas de aceite de mostaza

500ml / 16fl oz de agua

Método

- Mezcle el yogur, la pasta de jengibre, la pasta de ajo, la cebolla, la cúrcuma, la guindilla en polvo y la sal. Marina el pollo con esta mezcla durante 30 minutos.
- Calentar el aceite en una cacerola. Agrega las cebollas picadas y sofríe hasta que se doren.
- Agrega el pollo adobado, el agua y la sal. Mezclar bien. Cubra con una tapa y cocine a fuego lento durante 40 minutos. Servir caliente.

Lasooni Murgh

(Pollo cocido con ajo)

Para 4 personas

Ingredientes

200 g / 7 oz de yogur

2 cucharadas de pasta de ajo

1 cucharadita de garam masala

2 cucharadas de jugo de limón

1 cucharadita de pimienta negra molida

5 hebras de azafrán

Sal al gusto

750 g / 1 lb 10 oz de pollo deshuesado, picado en 8 trozos

2 cucharadas de aceite vegetal refinado

60ml / 2fl oz crema doble

Método

- Mezcle el yogur, la pasta de ajo, el garam masala, el jugo de limón, la pimienta, el azafrán, la sal y el pollo. Refrigere la mezcla durante la noche.

- Calentar el aceite en una cacerola. Agregue la mezcla de pollo, cubra con una tapa y cocine a fuego lento durante 40 minutos, revolviendo ocasionalmente.

- Agrega la nata y revuelve por un minuto. Servir caliente.

Pollo Cafreal

(Pollo de Goa en Salsa de Cilantro)

Para 4 personas

Ingredientes

1 kg / 2¼ lb de pollo, picado en 8 trozos

5 cucharadas de aceite vegetal refinado

250ml / 8fl oz de agua

Sal al gusto

4 limones, en cuartos

Para el adobo:

50g / 1¾oz de hojas de cilantro, picadas

2,5 cm / 1 pulgada de raíz de jengibre

10 dientes de ajo

120ml / 4fl oz de vinagre de malta

1 cucharada de garam masala

Método

- Mezcle todos los ingredientes de la marinada y muela con suficiente agua para formar una pasta suave. Marine el pollo con esta mezcla durante una hora.

- Calentar el aceite en una cacerola. Agrega el pollo marinado y sofríe a fuego medio durante 5 minutos. Agrega el agua y la sal. Cubra con una tapa y cocine a fuego lento durante 40 minutos, revolviendo ocasionalmente. Sirve caliente con los limones.

Pollo con Albaricoques

Para 4 personas

Ingredientes

4 cucharadas de aceite vegetal refinado

3 cebollas grandes, finamente rebanadas

1 cucharadita de pasta de jengibre

1 cucharadita de pasta de ajo

1 kg / 2¼ lb de pollo, picado en 8 trozos

1 cucharadita de chile en polvo

1 cucharadita de cúrcuma

2 cucharaditas de comino molido

2 cucharadas de azúcar

300 g / 10 oz de albaricoques secos, remojados durante 10 minutos

60ml / 2fl oz de agua

1 cucharada de vinagre de malta

Sal al gusto

Método

- Calentar el aceite en una cacerola. Agrega las cebollas, la pasta de jengibre y la pasta de ajo. Freír a fuego medio hasta que las cebollas estén doradas.

- Agrega el pollo, la guindilla en polvo, la cúrcuma, el comino molido y el azúcar. Mezclar bien y freír durante 5-6 minutos.

- Agrega los ingredientes restantes. Cocine a fuego lento durante 40 minutos y sirva caliente.

Pollo a la parrilla

Para 4 personas

Ingredientes

Sal al gusto

1 cucharada de vinagre de malta

1 cucharadita de pimienta negra molida

1 cucharadita de pasta de jengibre

1 cucharadita de pasta de ajo

2 cucharaditas de garam masala

1 kg / 2¼ lb de pollo, picado en 8 trozos

2 cucharadas de ghee

2 cebollas grandes, en rodajas

2 tomates, finamente picados

Método

- Mezcle la sal, el vinagre, la pimienta, la pasta de jengibre, la pasta de ajo y el garam masala. Marine el pollo con esta mezcla durante una hora.

- Calentar el ghee en una cacerola. Agrega las cebollas y sofríe a fuego medio hasta que se doren.

- Agrega los tomates y el pollo marinado. Mezclar bien y freír durante 4-5 minutos.

- Retirar del fuego y asar la mezcla durante 40 minutos. Servir caliente.

Pimiento asado de pato

Para 4 personas

Ingredientes

2 cucharadas de vinagre de malta

1½ cucharadita de pasta de jengibre

1 cucharadita de pasta de ajo

Sal al gusto

1 cucharadita de pimienta negra molida

1 kg de pato

2 cucharadas de mantequilla

2 cucharadas de aceite vegetal refinado

3 cebollas grandes, finamente rebanadas

4 tomates, finamente picados

1 cucharadita de azucar

500ml / 16fl oz de agua

Método

- Mezclar el vinagre, la pasta de jengibre, la pasta de ajo, la sal y la pimienta. Pinchar el pato con un tenedor y marinar con esta mezcla durante 1 hora.

- Calentar la mantequilla y el aceite juntos en una cacerola. Agrega las cebollas y los tomates. Freír a fuego medio durante 3-4 minutos. Agrega el pato, el azúcar y el agua. Mezcle bien y cocine a fuego lento durante 45 minutos. Servir caliente.

Pollo Bhuna

(Pollo cocido en yogur)

Para 4 personas

Ingredientes

4 cucharadas de aceite vegetal refinado

1 kg / 2¼lb de pollo, picado en 12 trozos

1 cucharadita de pasta de jengibre

1 cucharadita de pasta de ajo

½ cucharadita de cúrcuma

2 cebollas grandes, finamente picadas

1½ cucharadita de garam masala

1 cucharadita de pimienta negra recién molida

150 g / 5½ oz de yogur, batido

Sal al gusto

Método

- Calentar el aceite en una cacerola. Agrega el pollo y fríelo a fuego medio durante 6-7 minutos. Escurrir y reservar.

- Al mismo aceite, agregue la pasta de jengibre, la pasta de ajo, la cúrcuma y la cebolla. Freír a fuego medio durante 2 minutos, revolviendo con frecuencia.

- Agrega el pollo frito y todos los ingredientes restantes. Cocine durante 40 minutos a fuego lento. Servir caliente.

Pollo al Curry con Huevos

Para 4 personas

Ingredientes

6 dientes de ajo

2,5 cm / 1 pulgada de raíz de jengibre

25 g / escasa 1 oz de coco fresco rallado

2 cucharaditas de semillas de amapola

1 cucharadita de garam masala

1 cucharadita de semillas de comino

1 cucharada de semillas de cilantro

1 cucharadita de cúrcuma

Sal al gusto

4 cucharadas de aceite vegetal refinado

2 cebollas grandes, finamente picadas

1 kg / 2¼ lb de pollo, picado en 8 trozos

4 huevos, duros y cortados por la mitad

Método

- Muele el ajo, el jengibre, el coco, las semillas de amapola, el garam masala, las semillas de comino, las semillas de cilantro, la cúrcuma y la sal. Dejar de lado.

- Calentar el aceite en una cacerola. Agrega las cebollas y la pasta molida. Freír a fuego medio durante 3-4 minutos. Agregue el pollo y mezcle bien para cubrir.

- Cocine a fuego lento durante 40 minutos. Adorne con los huevos y sirva caliente.

Pollo Frito con Especias

Ingredientes

1 kg / 2¼ lb de pollo, picado en 8 trozos

250ml / 8fl oz de aceite vegetal refinado

Para el adobo:

1½ cucharadita de cilantro molido

4 vainas de cardamomo verde

7.5cm / 3 pulgadas de canela

½ cucharadita de semillas de hinojo

1 cucharada de garam masala

4-6 dientes de ajo

2,5 cm / 1 pulgada de raíz de jengibre

1 cebolla grande rallada

1 tomate grande, hecho puré

Sal al gusto

Método

- Muele todos los ingredientes de la marinada juntos. Marina el pollo con esta mezcla durante 30 minutos.
- Cocina el pollo marinado en una cacerola a fuego medio durante 30 minutos, revolviendo de vez en cuando.
- Calentar el aceite y freír el pollo cocido durante 5-6 minutos. Servir caliente.

Goan Kombdi

(Pollo al curry de Goa)

Para 4 personas

Ingredientes

1 kg / 2¼ lb de pollo, picado en 8 trozos

Sal al gusto

½ cucharadita de cúrcuma

6 chiles rojos

5 dientes

5 cm / 2 pulgadas de canela

1 cucharada de semillas de cilantro

½ cucharadita de semillas de fenogreco

½ cucharadita de semillas de mostaza

4 cucharadas de aceite

1 cucharada de pasta de tamarindo

500ml / 16fl oz de leche de coco

Método

- Marine el pollo con la sal y la cúrcuma durante 1 hora. Dejar de lado.

- Muele los chiles, el clavo, la canela, las semillas de cilantro, las semillas de fenogreco y las semillas de mostaza con suficiente agua para formar una pasta.

- Calentar el aceite en una cacerola. Freír la pasta durante 4 minutos. Agrega el pollo, la pasta de tamarindo y la leche de coco. Cocine a fuego lento durante 40 minutos y sirva caliente.

Pollo al curry del sur

Para 4 personas

Ingredientes

16 anacardos

6 chiles rojos

2 cucharadas de semillas de cilantro

½ cucharadita de semillas de comino

1 cucharada de jugo de limón

5 cucharadas de ghee

3 cebollas grandes, finamente picadas

10 dientes de ajo finamente picados

Jengibre de raíz de 2,5 cm / 1 pulgada, finamente picado

1 kg / 2¼lb de pollo, picado en 12 trozos

1 cucharadita de cúrcuma

Sal al gusto

500ml / 16fl oz de leche de coco

Método

- Muele los anacardos, los chiles rojos, las semillas de cilantro, las semillas de comino y el jugo de limón con suficiente agua para formar una pasta suave. Dejar de lado.

- Calienta el ghee. Agrega las cebollas, el ajo y el jengibre. Freír durante 2 minutos.

- Agrega el pollo, la cúrcuma, la sal y la pasta de anacardos. Freír durante 5 minutos. Agregue la leche de coco y cocine a fuego lento durante 40 minutos. Servir caliente.

Pollo Nizami

(Pollo cocido con Azafrán y Almendras)

Para 4 personas

Ingredientes

4 cucharadas de aceite vegetal refinado

1 pollo grande, picado en 8 trozos

Sal al gusto

750ml / 1¼ pintas de leche

½ cucharadita de azafrán, remojado en 2 cucharaditas de leche

Para la mezcla de especias:

1 cucharada de pasta de jengibre

3 cucharadas de semillas de amapola

5 chiles rojos

25 g / escaso 1 oz de coco desecado

20 almendras

6 cucharadas de leche

Método

- Muele los ingredientes de la mezcla de especias para formar una pasta suave.
- Calentar el aceite en una cacerola. Freír la pasta a fuego lento durante 4 minutos.
- Agrega el pollo, la sal y la leche. Cocine a fuego lento durante 40 minutos, revolviendo con frecuencia. Agregue el azafrán y cocine a fuego lento durante otros 5 minutos. Servir caliente.

Pato buffad

(Pato cocido con Verduras)

Para 4 personas

Ingredientes

4 cucharadas de ghee

3 cebollas grandes, en cuartos

750 g / 1 lb 10 oz de pato, picado en 8 trozos

3 papas grandes, cortadas en cuartos

50g / 1¾oz de repollo, picado

200 g / 7 oz de guisantes congelados

1 cucharadita de cúrcuma

4 chiles verdes, cortados a lo largo

1 cucharadita de canela en polvo

1 cucharadita de clavo molido

30 g / 1 oz de hojas de menta, finamente picadas

Sal al gusto

750ml / 1¼ pintas de agua

1 cucharada de vinagre de malta

Método

- Calentar el ghee en una cacerola. Agrega las cebollas y sofríe a fuego medio hasta que se doren. Agrega el pato y sofríe durante 5-6 minutos.

- Agrega los ingredientes restantes, excepto el agua y el vinagre. Freír durante 8 minutos. Agrega el agua y el vinagre. Cocine a fuego lento durante 40 minutos. Servir caliente.

Adraki Murgh

(Pollo al jengibre)

Para 4 personas

Ingredientes

2 cucharadas de aceite vegetal refinado

2 cebollas grandes, finamente picadas

2 cucharadas de pasta de jengibre

½ cucharadita de pasta de ajo

½ cucharadita de cúrcuma

1 cucharada de garam masala

1 tomate, finamente picado

1 kg / 2¼lb de pollo, picado en 12 trozos

Sal al gusto

Método

- Calentar el aceite en una cacerola. Agrega la cebolla, la pasta de jengibre y la pasta de ajo y sofríe a fuego medio durante 1-2 minutos.
- Agregue todos los ingredientes restantes y saltee durante 5-6 minutos.
- Ase la mezcla durante 40 minutos y sirva caliente.

Bharva Murgh

(Pollo relleno)

Para 4 personas

Ingredientes

½ cucharadita de pasta de jengibre

½ cucharadita de pasta de ajo

1 cucharadita de pasta de tamarindo

1 kg de pollo

75g / 2½ oz de ghee

2 cebollas grandes, finamente picadas

Sal al gusto

3 papas grandes, picadas

2 cucharaditas de cilantro molido

1 cucharadita de comino molido

1 cucharadita de mostaza en polvo

50g / 1¾oz de hojas de cilantro, picadas

2 dientes

2,5 cm / 1 pulgada de canela

Método

- Mezclar las pastas de jengibre, ajo y tamarindo. Marine el pollo con la mezcla durante 3 horas. Dejar de lado.

- Calentar el ghee en una cacerola y freír las cebollas hasta que se doren. Agregue todos los ingredientes restantes, excepto el pollo marinado. Freír durante 6 minutos.

- Rellena esta mezcla con el pollo marinado. Ase en un horno a 190 ° C (375 ° F, Gas Mark 5) durante 45 minutos. Servir caliente.

Malaidar Murgh

(Pollo cocido en salsa cremosa)

Para 4 personas

Ingredientes

4 cucharadas de aceite vegetal refinado

2 cebollas grandes, finamente picadas

¼ de cucharadita de clavo molido

Sal al gusto

1 kg / 2¼lb de pollo, picado en 12 trozos

250ml / 8fl oz de agua

3 tomates, finamente picados

125 g / 4½ oz de yogur, batido

500ml / 16fl oz de nata líquida

2 cucharadas de anacardos molidos

10 g / ¼ oz de hojas de cilantro, picadas

Método

- Calentar el aceite en una cacerola. Agrega la cebolla, el clavo y la sal. Freír a fuego medio durante 3 minutos. Agregue el pollo y saltee durante 7-8 minutos.
- Agrega el agua y los tomates. Cocine por 30 minutos.
- Agrega el yogur, la nata y los anacardos. Cocine a fuego lento durante 10 minutos.
- Adorne con las hojas de cilantro y sirva caliente.

Pollo al curry de Bombay

Ingredientes

8 cucharadas de aceite vegetal refinado

1 kg / 2¼lb de pollo, picado en 12 trozos

2 cebollas grandes, en rodajas

1 cucharadita de pasta de jengibre

1 cucharadita de pasta de ajo

4 dientes, molidos

2,5 cm / 1 pulgada de canela, molida

1 cucharadita de comino molido

Sal al gusto

2 tomates, finamente picados

500ml / 16fl oz de agua

Método

- Calentar la mitad del aceite en una sartén. Agrega el pollo y fríelo a fuego medio durante 5-6 minutos. Dejar de lado.

- Calentar el aceite restante en una cacerola. Agrega la cebolla, la pasta de jengibre y la pasta de ajo y sofríe a fuego medio hasta que las cebollas se doren. Agregue los ingredientes restantes, excepto el agua y el pollo. Saltee durante 5-6 minutos.

- Agrega el pollo frito y el agua. Cocine a fuego lento durante 30 minutos y sirva caliente.

Pollo Durbari

(Pollo rico en salsa)

Para 4 personas

Ingredientes

150g / 5½ oz de chana dhal*

Sal al gusto

1 litro / 1¾ pintas de agua

2,5 cm / 1 pulgada de raíz de jengibre

10 dientes de ajo

4 chiles rojos

3 cucharadas de ghee

2 cebollas grandes, finamente picadas

½ cucharadita de cúrcuma

2 cucharadas de garam masala

½ cucharada de semillas de amapola

2 tomates, finamente picados

1 kg / 2¼ lb de pollo, picado en 10-12 trozos

2 cucharaditas de pasta de tamarindo

20 nueces de anacardo, molidas hasta formar una pasta

250ml / 8fl oz de agua

250ml / 8fl oz de leche de coco

Método

- Mezclar el dhal con sal y la mitad del agua. Cocine en una cacerola a fuego medio durante 45 minutos. Triturar hasta obtener una pasta con el jengibre, el ajo y los chiles rojos.

- Calentar el ghee en una cacerola. Agregue las cebollas, la mezcla de dhal y la cúrcuma. Freír a fuego medio durante 3-4 minutos. Agrega todos los ingredientes restantes.

- Mezcle bien y cocine a fuego lento durante 40 minutos, revolviendo ocasionalmente. Servir caliente.

Pato frito

Ingredientes

3 cucharadas de vinagre de malta

2 cucharadas de cilantro molido

½ cucharadita de pimienta negra molida

Sal al gusto

1 kg / 2¼ lb de pato, picado en 8 trozos

60ml / 2fl oz de aceite vegetal refinado

2 cebollas pequeñas

1 litro / 1¾ pintas de agua caliente

Método

- Mezclar el vinagre con el cilantro molido, la pimienta y la sal. Marine el pato con esta mezcla durante 1 hora.

- Calentar el aceite en una cacerola. Freír las cebollas a fuego medio hasta que se doren.

- Agrega el agua, la sal y el pato. Cocine a fuego lento durante 45 minutos y sirva caliente.

Pollo con ajo y cilantro

Para 4 personas

Ingredientes

4 cucharadas de aceite vegetal refinado

5 cm / 2 pulgadas de canela

3 vainas de cardamomo verde

4 dientes

2 hojas de laurel

3 cebollas grandes, finamente picadas

10 dientes de ajo finamente picados

1 cucharadita de pasta de jengibre

3 tomates, finamente picados

1 pollo grande, picado

250ml / 8fl oz de agua

150g / 5½ oz de hojas de cilantro, picadas

Sal al gusto

Método

- Calentar el aceite en una cacerola. Agrega la canela, el cardamomo, el clavo, las hojas de laurel, la cebolla, el ajo y la pasta de jengibre. Freír durante 2-3 minutos.
- Agrega todos los ingredientes restantes. Cocine a fuego lento durante 40 minutos y sirva caliente.

Pato masala

Ingredientes

30 g / 1 oz de ghee más 1 cucharada para freír

1 cebolla grande, finamente rebanada

1 cucharadita de pasta de jengibre

1 cucharadita de pasta de ajo

1 cucharadita de cilantro molido

½ cucharadita de pimienta negra molida

1 cucharadita de cúrcuma

1 kg de pato, picado en 12 trozos

1 cucharada de vinagre de malta

Sal al gusto

5 cm / 2 pulgadas de canela

3 dientes

1 cucharadita de semillas de mostaza

Método

- Caliente 30 g / 1 oz de ghee en una cacerola. Agrega la cebolla, la pasta de jengibre, la pasta de ajo, el cilantro, el pimiento y la cúrcuma. Freír durante 6 minutos.

- Agrega el pato. Freír a fuego medio durante 5 minutos. Agrega el vinagre y la sal. Mezcle bien y cocine a fuego lento durante 40 minutos. Dejar de lado.

- Caliente el ghee restante en una cacerola y agregue la canela, el clavo y las semillas de mostaza. Déjelos chisporrotear durante 15 segundos. Vierta esto sobre la mezcla de pato y sirva caliente.

Pollo Mostaza

Ingredientes

2 tomates grandes, finamente picados

10 g / ¼ oz de hojas de menta, finamente picadas

30 g / 1 oz de hojas de cilantro, picadas

2,5 cm / 1 pulgada de raíz de jengibre, pelado

8 dientes de ajo

3 cucharadas de aceite de mostaza

2 cucharaditas de semillas de mostaza

½ cucharadita de semillas de fenogreco

1 kg / 2¼lb de pollo, picado en 12 trozos

500ml / 16fl oz de agua tibia

Sal al gusto

Método

- Muela los tomates, las hojas de menta, las hojas de cilantro, el jengibre y el ajo hasta obtener una pasta suave. Dejar de lado.

- Calentar el aceite en una cacerola. Agregue las semillas de mostaza y las semillas de fenogreco. Déjelos chisporrotear durante 15 segundos.

- Agrega la pasta de tomate y sofríe a fuego medio durante 2-3 minutos. Agrega el pollo, el agua y la sal. Mezcle bien y cocine a fuego lento durante 40 minutos. Servir caliente.

Murgh Lassanwallah

(Pollo con ajo)

Para 4 personas

Ingredientes

400 g de yogur

3 cucharaditas de pasta de ajo

1½ cucharadita de garam masala

Sal al gusto

750 g / 1 lb 10 oz de pollo deshuesado, picado en 12 trozos

1 cucharada de aceite vegetal refinado

1 cucharadita de semillas de comino

25g / escasas hojas de eneldo de 1 oz

500ml / 16fl oz de leche

1 cucharada de pimienta negra molida

Método

- Mezcle el yogur, la pasta de ajo, el garam masala y la sal. Marine el pollo con esta mezcla durante 10-12 horas.

- Calentar el aceite. Agregue las semillas de comino y déjelas escupir durante 15 segundos. Agrega el pollo marinado y sofríe a fuego medio durante 20 minutos.

- Agrega las hojas de eneldo, la leche y la pimienta. Cocine a fuego lento durante 15 minutos. Servir caliente.

Chettinad de pollo a la pimienta

(Pollo a la pimienta del sur de la India)

Para 4 personas

Ingredientes

2½ cucharadas de aceite vegetal refinado

10 hojas de curry

3 cebollas grandes, finamente picadas

1 cucharadita de pasta de jengibre

1 cucharadita de pasta de ajo

½ cucharadita de cúrcuma

2 tomates, finamente picados

½ cucharadita de semillas de hinojo molidas

¼ de cucharadita de clavo molido

500ml / 16fl oz de agua

1 kg / 2¼lb de pollo, picado en 12 trozos

Sal al gusto

1½ cucharadita de pimienta negra molida gruesa

Método

- Calentar el aceite en una cacerola. Agrega las hojas de curry, la cebolla, la pasta de jengibre y la pasta de ajo. Freír a fuego medio durante un minuto.

- Agrega todos los ingredientes restantes. Cocine a fuego lento durante 40 minutos y sirva caliente.

Pollo Picado con Huevos

Para 4 personas

Ingredientes

3 cucharadas de aceite vegetal refinado

4 huevos, duros y en rodajas

2 cebollas grandes, finamente picadas

2 cucharaditas de pasta de jengibre

2 cucharaditas de pasta de ajo

2 tomates, finamente picados

1 cucharadita de comino molido

2 cucharaditas de cilantro molido

½ cucharadita de cúrcuma

8-10 hojas de curry

1 cucharadita de garam masala

750 g / 1 lb 10 oz de pollo, picado

Sal al gusto

360ml / 12fl oz de agua

Método

- Calentar el aceite en una cacerola. Agrega los huevos. Freír durante 2 minutos y reservar.

- Al mismo aceite, agregue las cebollas, la pasta de jengibre y la pasta de ajo. Freír a fuego medio durante 2-3 minutos.

- Agrega todos los ingredientes restantes, excepto el agua. Mezclar bien y freír durante 5 minutos. Agrega el agua. Cocine a fuego lento durante 30 minutos.

- Decora con los huevos. Servir caliente.

Pollo seco

Para 4 personas

Ingredientes

1 kg / 2¼lb de pollo, picado en 12 trozos

6 cucharadas de aceite vegetal refinado

3 cebollas grandes, en rodajas finas

Para el adobo:

8 chiles rojos

1 cucharada de semillas de sésamo

1 cucharada de semillas de cilantro

1 cucharadita de garam masala

4 vainas de cardamomo verde

10 dientes de ajo

Jengibre de raíz de 3,5 cm / 1½ pulgadas

6 cucharadas de vinagre de malta

Sal al gusto

Método

- Muela todos los ingredientes de la marinada hasta obtener una pasta suave. Marine el pollo con esta pasta durante 3 horas.

- Calentar el aceite en una cacerola. Freír las cebollas a fuego lento hasta que se doren. Agregue el pollo y cocine por 40 minutos, revolviendo frecuentemente. Servir caliente.

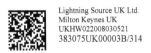

Lightning Source UK Ltd.
Milton Keynes UK
UKHW022008030521
383075UK00003B/314